AF318161

Dr GABRIEL PARINI

Traitement

des

Fistules colo-vaginales

rebelles

LYON IMP. A. REY

TRAITEMENT

DES

FISTULES COLO-VAGINALES

REBELLES

TRAITEMENT

DES

FISTULES COLO-VAGINALES

REBELLES

PAR

Le Dr Gabriel PARINI

<hr>

LYON

A. REY, IMPRIMEUR-ÉDITEUR DE L'UNIVERSITÉ

4, RUE GENTIL, 4

—

1900

Nous sommes redevable de cette thèse inaugurale
à M. le Dr X. Delore, chef de clinique chirurgicale.
Au cours de ses cliniques, au lit des malades, dans le
service de M. le professeur Poncet, où il a été pour
nous plein de bienveillance et ne nous a ménagé ni son
temps ni ses conseils, nous avons eu l'occasion d'exa-
miner une jeune fille de dix-neuf ans, porteur d'une
fistule colo-vaginale, à la suite d'une collection salpingienne, opérée six mois auparavant.

M. le Dr X. Delore, ayant suivi un procédé opératoire particulier pour ce cas, nous a donné l'idée de
faire une étude sur le traitement des fistules colo-
vaginales rebelles.

Nous sommes heureux de lui adresser nos remercie-
ments les plus sincères.

Nous ne saurions trop remercier M. le professeur
Poncet de l'honneur qu'il nous a fait en acceptant la
présidence de cette thèse.

Merci à tous nos maîtres de la Faculté et des Hôpi-
taux.

Merci enfin à tous ceux qui se sont intéressés à nous
pendant le cours de nos études, et nous ont montré
quelque marque de sympathie.

INTRODUCTION

Les fistules colo-vaginales rebelles ont été suffisamment étudiées cliniquement, pathogéniquement et thérapeutiquement, pour que nous songions à y ajouter des idées nouvelles : la chirurgie s'est ingéniée à découvrir des procédés opératoires répondant à toutes les indications, pour débarrasser les malades, porteurs de cette infirmité.

Nous avons seulement essayé d'énumérer et d'étudier les divers moyens thérapeutiques employés jusqu'à ce jour, de montrer les conditions anatomiques dans lesquelles se présentent ces fistules rebelles, de rechercher les avantages et les inconvénients de chaque opération, et de déduire, autant que possible, les indications correspondant à chaque cas particulier.

Nous ne nous occuperons pas des fistules qui guérissent spontanément, avec quelques soins de propreté, au bout d'un temps assez court ; mais notre étude portera sur les fistules rebelles, persistant, au bout de six à huit mois, malgré une asepsie rigoureuse, et nécessitant, à cause de leurs conditions anatomiques, une intervention chirurgicale, d'ailleurs toujours demandée par les malades.

Voici le plan que nous avons adopté :

Chapitre premier. — *Considérations générales.*

Étiologie. — Évolution. — Conditions anatomiques.

Chapitre II. — *Procédés opératoires* (observations).

Chapitre III. — *Avantages et inconvénients de chaque procédé.*

Chapitre IV. — *Indications.*

Conclusions.

Nous n'avons pas eu l'intention de jeter un jour nouveau sur la cure chirurgicale des fistules colo-vaginales ; nous avons seulement voulu donner un aperçu général des divers procédés opératoires employés, rechercher les moyens thérapeutiques répondant le mieux aux différentes indications.

TRAITEMENT

DES

FISTULES COLO-VAGINALES

REBELLES

CHAPITRE PREMIER

CONSIDÉRATIONS GÉNÉRALES. — ÉTIOLOGIE.— ÉVOLUTION. — CONDITIONS ANATOMIQUES.

La question des fistules entéro-vaginales a depuis longtemps attiré l'attention des gynécologistes. Si on recherche parmi les nombreux travaux publiés à ce sujet, on trouve tout d'abord une première observation de Mac Keever, puis Roux, Cosamayor, Ashewell, Breitzmann, Bidder, Breisky, Simon, Demarquay, Lauwers, Ratchinsky, L.-H. Petit, et enfin, plus récemment, Verneuil, Michaux, Chaput, Jeannel, Pozzi, Segond, Laroyenne, Condamin, Bouilly, Terrier, X. Delore, Doyen, Normet, Vassilieff et Randon ont abordé leur étude et ont chacun apporté de nouvelles idées.

Le plus souvent, ces fistules siègent sur la dernière partie de l'iléon, à cause de la mobilité de ce dernier, mais on a aussi observé assez souvent des fistules de l'S iliaque, à cause des rapports anatomiques du côlon pelvien : ce sont ces dernières qui feront le sujet de notre travail.

Leur diagnostic est en général facile. On reconnaît une fistule colo-vaginale « siégeant sur l'S iliaque, à la présence d'un écoulement par le vagin, de matières offrant une consistance solide, un aspect brunâtre, fétide[1] ». On peut aussi faire une injection d'un liquide coloré par le rectum, on voit le liquide ressortir par le vagin. Le toucher rectal peut enfin donner de précieux renseignements sur le siège de la fistule.

Leur pathogénie est variable. On peut, au point de vue étiologique, avec Doyen[2], les diviser en deux grandes classes : les fistules spontanées et les fistules post-opératoires.

Les premières sont consécutives à un accouchement ou aux opérations obstétricales, ou aux suppurations pelviennes, ou à la présence de corps étrangers dans le vagin. Les fistules post-opératoires sont dues, soit à la persistance d'une poche ovarienne ou annexielle, soit à la blessure de l'intestin.

Tantôt il s'agit d'une eschare qui, après avoir provoqué des adhérences entre le vagin et le côlon, est tombée et a laissé une fistule ouverte, tantôt il s'agit d'un processus semblable à celui qui préside à la formation des fistules pyo-stercorales cutanées, c'est-à-dire qu'une inflammation suppurative a provoqué des adhérences péritonéales entre l'S iliaque d'une part et le vagin

[1] Pozzi, *Traité de gynécologie.*
[2] Doyen, *Revue de gynécologie et de chirurgie abdominale.* 1899.

d'autre part, au sein desquelles adhérences un abcès s'est développé pour s'ouvrir par le vagin.

Leur évolution est aussi très variable. Les fistules entéro-vaginales aboutissent le plus souvent à la guérison, surtout[1] les fistules intestino-vaginales, consécutives aux opérations par le vagin, qui, d'après M. le professeur agrégé Condamin et M. Voron, guérissent presque toujours spontanément.

La musculature du vagin sert, en quelque sorte, de sphincter à la fistule, qui est assez continente et, en tous cas, ne laisse passer que très peu de matières. On voit, en effet, moyennant quelques soins de propreté, ces fistules disparaître après un temps assez court.

Il n'en est pas de même pour les abouchements stercoraux du côlon pelvien dans dans le cul-de-sac postérieur du vagin (le cul-de-sac postérieur du vagin étant le siège presque exclusif de l'ouverture anormale), et cela pour plusieurs motifs.

En effet, les fistules colo-vaginales ne se présentent pas toujours sous le même aspect, dans les mêmes conditions anatomiques.

On peut avoir un anus contre nature vaginal, ou une fistule stercorale vaginale, selon le degré d'amplitude et la quantité des matières qu'elle laisse passer.

Parmi les causes qui rendent certaines fistules colo-vaginales particulièrement rebelles aux méthodes thérapeutiques, on peut citer :

---

[1] Condamin et Voron, *Archives provinciales de chirurgie*, juin 1900.

1° La *présence d'un éperon fort accentué*, d'une *coudure de l'intestin* au niveau de l'orifice.

2° Le *rétrecissement du bout inférieur du côlon ;* ce dernier ayant une grande tendance à s'atrophier et à s'oblitérer.

3° Les *lésions de voisinage* (salpingite, adhérences). Parfois la salpingite, qui a provoqué l'ulcération, a laissé dans le petit bassin des produits inflammatoires, sous forme de brides adhérentes ou de paquets intestinaux agglomérés par une péritonite adhésive, qui nécessitent des procédés opératoires particuliers.

Dans certains cas, les adhérences du côlon sont telles que le chirurgien ne peut arriver (surtout dans un bassin étroit, avec un utérus immobilisé par de vieilles suppurations pelviennes, accompagnées de rétraction cicatricielle des ligaments larges) à poursuivre un décollement minitieux dans le fond du Douglas.

4° *La situation de la fistule au fond du bassin.* — Dans ce cas, on est obligé, à cause de la hauteur de la perforation, d'avoir recours à la voie abdominale.

5° *L'étroitesse ou la rigidité du canal génital.* — Le chirurgien se trouve encore dans la nécessité d'employer la voie abdominale.

6° *La situation de la fistule au fond du vagin.* — Dans ce cas, on a recours à la voie vaginale.

On voit, par cette rapide étude sur l'étiologie, l'évolution et les conditions anatomiques dans lesquelles peuvent apparaître certaines fistules colo-vaginales, qu'à chaque cas particulier s'adressent des procédés opératoires différents, et qu'il n'est pas négligeable de de les préciser à l'avance.

CHAPITRE II

PROCÉDÉS OPÉRATOIRES (Observations).

D'après les motifs que nous venons d'énumérer, certaines fistules colo-vaginales nécessitent une intervention chirurgicale secondaire. Aussi les chirurgiens ont découvert de nombreux procédés opératoires pour pouvoir répondre aux indications de chaque cas ; toutefois, malgré cette abondance de méthodes thérapeutiques, l'opérateur se trouve parfois désarmé, et il est souvent obligé d'avoir recours à des modifications techniques pour chaque cas particulier.

Nous allons donc passer en revue les diverses opérations exécutées jusqu'à ce jour, nous réservant, pour l'instant, de les analyser sans les apprécier. Nous publierons, en même temps, cinq observations, correspondant à des cas différents.

Nous commencerons tout d'abord par les procédés les plus simples et les moins dangereux.

On peut diviser les différentes voies suivies jusqu'à aujourd'hui, pour la cure chirurgicale des fistules colo-vaginales rebelles, en quatre grandes classes : 1° voies naturelles ; 2° voie abdominale ; 3° voie périnéale ; 4° voies sacrée et ischio-rectale.

I. — Voies naturelles.

a) *Cautérisation*. — La cautérisation est le procédé le plus simple, employé de tout temps. On peut utiliser le thermo-cautère, l'acide nitrique, l'acide sulfurique ou le chlorure de zinc.

L'observation suivante nous en fournit un exemple très net.

OBSERVATION I

(Thèse de Randon, 1900).

Juliette B..., trente-neuf ans, entrée à la Clinique le 21 décembre 1898. Elle a eu quatre enfants à terme. Deux sont morts en nourrice. Quatre fausses couches. Réglée à treize ans et demi, menstruation régulière.

Premières souffrances en juillet, surtout du côté gauche.

Pas de modification des règles.

A l'examen du 22 décembre, on constate une tumeur pelvienne peu fluctuante.

24 décembre. — On ponctionne la tumeur et on met une éponge, remplacée trois jours après par des mèches.

10 janvier. — La malade sort incomplètement guérie, malgré l'avis du chirurgien.

30 mars. — La malade a une récidive. On ponctionne la collection récidivée.

4 avril. — Matières fécales sur l'éponge.

La malade reste deux mois et demi dans le service, et sort conservant une petite fistule intestino-vaginale.

30 novembre. — La fistule, qui est petite, est cautérisée au chlorure de zinc.

4 décembre. — La malade perd moins. Nouvelle cautérisation.

8 décembre. — La malade ne perd plus.

4 janvier. — La malade, revue à son domicile, est complètement guérie.

b) *Avivement direct et suture*. — On pratique l'avivement direct et la suture, d'après le procédé américain, vulgarisé par Bozeman.

La malade est placée dans le décubitus latéral, en semi-pronation (position de Sims), ou dans la position genu-pectorale, si la fistule est haute. Des valves dépriment la paroi postérieure et les parois latérales.

On fixe le col avec des pinces à abaisser l'utérus. Avec une pince à griffe, on saisit les bords de la fistule et, plongeant le bistouri à 6 ou 8 millimètres des bords, on taille tout autour de la fistule une collerette de la muqueuse vaginale.

Les bords de la fistule étant convenablement avivés, on les rapproche dans le sens où cela est le plus facile, soit avec des fils d'argent séparés, soit avec des fils de soie, soit avec des crins de Florence convenablement préparés. Les fils d'argent sont tordus à l'aide d'instruments spéciaux ou arrêtés avec des tubes de plomb, (tubes de Galli).

Les fils de soie sont simplement noués. Il est bon de

laisser les fils un peu longs pour pouvoir les retirer facilement.

Le vagin est ensuite lavé avec une solution de sublimé à 1/2000 et bourré de gaze iodoformée.

Les fils sont enlevés au bout de huit jours environ.

c) *Autoplastie*. — Tous les procédés autoplastiques recommandés pour la cure des fistules recto-vaginales sont applicables ici.

Le lambeau autoplastique peut être emprunté soit aux petites lèvres, soit à la cloison recto-vaginale, soit au vagin. Le plus souvent on emploie des lambeaux vaginaux taillés sur la paroi postérieure ou sur les parois latérales du conduit génital.

Doyen a décrit, au Congrès d'Amsterdam, un manuel opératoire qui lui a donné de bons résultats : isolement par dédoublement de deux lambeaux latéraux, fermeture de la fistule par une suture en cordon de bourse et réunion des deux lambeaux à points séparés.

d) *Section de l'éperon. Avivement large et suture*.— Ce procédé opératoire, employé pour la première fois, avec succès, par O. Weber et Heine, consiste à rétablir d'abord la continuité du tube digestif par la section de l'éperon, de manière à transformer l'anus colo-vaginal en fistule colo-vaginale, puis oblitérer cette dernière par l'avivement large et la suture.

Pour la section de l'éperon, on peut avoir recours à l'entérotome de Dupuytren.

Verneuil recommande les simples pinces longues à ressort.

Pozzi conseille, pour rendre la compression plus douce et la mortification moins rapide, de chausser les mors avec un tube de caoutchouc et de serrer progressivement les crans de l'encliquetage des branches.

OBSERVATION II

(Lauwers, *anus vaginal de l'S iliaque*).

Les matières fécales passaient totalement par le vagin.

Il fit une section de l'éperon avec l'entérotome de Dupuytren.

Il pratiqua d'abord une large boutonnière transversale dans la cloison entéro-rectale. Il introduisit une des branches de l'entérotome dans cette boutonnière à travers le rectum, l'autre dans le rectum, puis il serra la vis, après s'être assuré que la cloison à diviser était seule comprise entre les mors. Vers le septième jour, l'entérotome se détachait, entraînant un lambeau sphacélé de 8 centimètres. Il resta une fistule vaginale, s'oblitérant trois semaines plus tard.

OBSERVATION III

(Ratchinsky, Société obstétricale et gynécologique de Saint-Pétersbourg, octobre 1892).

Trois semaines après l'accouchement. les matières

fécales pénétraient dans le vagin au niveau du cul-de-sac postérieur, et toute communication était interrompue entre les segments du côlon situés au-dessus et au-dessous de la fistule, de telle sorte qu'il y avait en réalité un anus contre nature.

Il commença d'abord par la transformer en fistule ordinaire, en détruisant l'éperon intestinal à l'aide de l'entérotome de Dupuytren ; puis le cours des matières rétabli, il sutura la fistule à deux reprises et elle finit par s'oblitérer.

e) *Création d'une voie de dérivation des matières vers le rectum.* (Entéro-anastomose iléo rectale). — Cette opération peut être exécutée soit par la voie extra-péritonéale, soit par la voie intra-péritonéale.

Nous décrirons seulement la voie extra-péritonéale. Cette dernière peut être suivie par plusieurs procédés :

1° *Procédé de Cosamayor.* — Cosamayor employait une sorte de grand entérotome, qu'il avait fait construire sur le principe de celui de Liotard. Deux mors courbes saisissaient la paroi de l'intestin et la paroi du rectum : l'un était introduit par le vagin et l'anus anormal dans l'intestin, l'autre pénétrait dans le rectum par l'anus normal. En serrant les mors on réalisait une entéro-anastomose iléo-rectale : on établissait une communication entre l'iléon et le rectum.

2° *Procédé de Verneuil.* — *Ligature élastique.* — On introduit un trocart courbe à travers la cloison recto-vaginale dans le rectum, de façon à ce qu'il sorte par l'anus normal, pour ramener le bout d'un tube de caoutchouc : on réintroduit le trocart par l'anus vaginal dans l'intestin ; on perfore la cloison iléo-rectale, on sort par l'anus normal et on ramène l'autre bout du tube, on lie par le vagin les deux bouts du tube.

La ligature élastique coupe ; on obtient ainsi une fistule iléo-recto-vaginale dont l'orifice vaginal se rétré-cira, s'il ne s'oblitère pas.

3° *Procédé de Chaput*. — Au moyen d'une sonde d'homme introduite dans la fistule, on déprime la paroi de l'intestin vers le rectum ; on saisit ensuite le pli iléo-rectal entre les mors d'une pince qui fera l'office d'entérotome.

On peut opérer en sens inverse, c'est-à-dire déprimer par le rectum, et saisir par le vagin et le côlon.

f) *Entérorraphie latérale*. — Cette opération est très difficile à pratiquer par la voie vaginale, le plus souvent impossible.

h) *Colpocléisis*. — Simon, en Allemagne, fit le premier, l'oblitération du vagin, après avoir créé une large communication entre le rectum et ce conduit.

Après avoir pratiqué une large ouverture dans la cloison recto-vaginale, on avive circulairement le vagin, en taillant une bandelette de 2 centimètres de large. Cet avivement sera fait autant que possible très haut, il faut seulement avoir soin de n'aviver que des parties bien souples et bien vasculaires, puis on rapproche les surfaces cruentées à l'aide de fils engagés d'abord de bas en haut sous une des lèvres, puis de haut en bas sur la lèvre du côté opposé ; lorsque le premier fil est placé, la besogne devient plus facile.

II. Voie abdominale.

a) *Laparotomie et entérorraphie.* — On peut faire une entérorraphie latérale ou circulaire.

Nous commencerons par décrire l'entérorraphie circulaire simple.

Le sujet est placé dans la position inclinée de Trendelenburg.

1er TEMPS. — *Laparatomie médiane.* — On ouvre le ventre sur la ligne médiane, et sur une hauteur de 8 à 10 centimètres.

2e TEMPS. — *Recherche du côlon pelvien.* — La cavité abdominale étant ouverte, on va à la recherche de l'S iliaque.

3e TEMPS. — *Isolement et suture.* — On détache les deux bouts de l'intestin adhérents au cul-de-sac vaginal; puis on suture celui-ci, ou l'on place un drain, communiquant avec le vagin.

4e TEMPS. — *Avivement et suture,* — On avive largement les deux bouts de l'intestin et on applique un bouton de Murphy.

5e TEMPS — *Fermeture de l'abdomen ou drainage à la Mikulicz.* — On pratique une suture à trois étages (péritoine, aponévroses, peau), si l'on veut obtenir une réunion par première intention, ou bien l'on place un drainage à la Mikulicz dans le petit bassin.

b) Nous décrirons maintenant le manuel opératoire

suivi par M. le professeur agrégé Condamin, dans un cas dont nous publions l'observation.

La malade est placée dans la position de Trendelenburg[1].

« L'asepsie rigoureuse de la paroi abdominale étant faite, on pratique la laparatomie médiane sur une hauteur de 8 à 10 centimètres, en s'arrêtant à environ 3 centimètres au-dessus de la symphyse pubienne. On reconnaît la vessie, qu'on ramène en avant pour éviter de la blesser.

« Ceci fait, un aide introduit son doigt dans le cul-de-sac postérieur du vagin, de façon à faire bomber fortement le cul-de-sac. Le doigt, ainsi placé, sert d'indicateur pour le siège de la fistule, et le chirurgien, suivant les anses intestinales, arrive fatalement à la rencontrer.

« Ayant trouvé l'abouchement de l'intestin dans le vagin, on libère les adhérences avec précaution pour éviter l'irruption des matières fécales dans le péritoine, et on amène l'anse décollée au niveau de la plaie abdominale.

« On pratique alors une suture intestinale à deux étages (procédé de Czerny) par points séro-séreux. On refoule ensuite l'anse intestinale suturée et l'on procède à une toilette soignée du péritoine.

« On pratique enfin la fermeture de l'abdomen ; on fait une suture à trois étages (péritoine, aponévroses, peau), afin d'obtenir une réunion par première intention aussi parfaite que possible.

[1] Raudon, thèse de Lyon, 1900.

« Pour éviter la production d'une légère injection, on introduit une mèche de gaze dans la plaie vaginale. Cette mèche est laissée deux ou trois jours.

« Tout rentre dans l'ordre, et on a une guérison complète en huit ou dix jours. »

OBSERVATION IV

(Randon, thèse de Lyon, 1900.)

Marie P... entre pour la première fois dans le service, le 15 décembre 1897, pour une poche purulente du douglas qui est ponctionnée. La malade commet l'imprudence de sortir pour le 1er janvier.

Elle a une récidive opérée le 14 janvier 1898. Elle quitte encore l'hôpital incomplètement guérie ; elle est obligée d'y revenir le 23 juin. Elle a une annexite double volumineuse.

24 juin. — Débridement du cul-de-sac postérieur, ablation des deux trompes malades.

28 juin. — On constate une fistule intestino-vaginale, siégeant sur l'intestin grêle. Cette fistule persiste.

13 novembre. — Intervention par le vagin pour oblitérer la fistule. A la suite de cette opération, on ne voit plus couler de matières chyleuses par le vagin, mais bien encore des matières stercorales bien formées. Il y avait donc deux fistules.

En septembre 1899, nouvelle opération par laparatomie pour oblitérer la fistule, d'après le manuel opératoire du professeur agrégé Condamin : on trouve sur l'S iliaque une seconde fistule qu'on ferme.

Depuis, la malade n'a plus perdu.

Nous l'avons revue dans le courant de décembre 1899. Elle allait très bien.

Nous l'avons visitée à son domicile le 4 janvier. Elle est enchantée de la dernière intervention. La guérison est complète.

Doyen a décrit un procédé analogue à celui suivi par M. le professeur agrégé Condamin. Le ventre étant ouvert et la fistule disséquée, l'anse intestinale est rapidement détachée et attirée au dehors. Le péritoine est protégé par des compresses de gaze stérilisée.

Si l'intestin n'est pas rétréci, on pratique une double suture en bourse ou bien une suture en bourse unique, fortifiée par un surjet longitudinal ou transversal, quand la musculaire est déchirée.

c) Entéro-anastomose ou entérectomie. — Roux pratiqua, le premier, une entéro-anastomose, après résection de l'intestin détaché du cul-de-sac vaginal. Le chirurgien peut appliquer les procédés directs qui ont donné de si beaux résultats (méthode allemande, procédé de Chaput).

La malade étant placée dans la position inclinée de Trendelenburg, on pratique la laparatomie médiane.

Après avoir ouvert la cavité abdominale, on va à la recherche de l'S iliaque, puis on l'isole. On peut alors :

1° Ou bien faire au-dessus de la fistule, que l'on

respecte, une entéro-anastomose simple ou avec exclusion de l'anse fistuleuse ;

2° Ou bien détacher l'intestin adhérent, après coprostase au-dessus et au-dessous de la fistule, et faire une entérorraphie circulaire, traitant ensuite l'orifice vaginal par la section ou le drainage.

3° On peut encore : réséquer l'intestin sur place largement autour ou au-dessous de la fistule ; faire l'entérorraphie circulaire, puis invaginer en elle-même dans le vagin, à travers la fistule, la paroi intestinale laissée adhérente. On obtient ainsi l'oblitération de la fistule ; une suture ou une ligature fixe l'invagination.

d) Abouchement du bout supérieur au rectum. — Jobert a eu le premier l'idée de pratiquer l'abouchement au rectum du bout supérieur, préalablement détaché et inséré dans une boutonnière de la cloison recto-vaginale.

La malade est placée dans la position inclinée de Trendelenburg.

1er TEMPS. — *Laparatomie médiane.* — On fait une incision de 8 à 10 centimètres sur la ligne médiane.

2e TEMPS. — *Recherche et détachement du côlon pelvien.* — La cavité abdominale étant ouverte, on va à la recherche de l'S iliaque, on libère le bout supérieur de ses adhérences avec le cul-de-sac vaginal.

3e TEMPS. — On attire, avec une pince par le vagin, à travers l'anus anormal sectionné, le bout supérieur détaché ; on fait ensuite une boutonnière à la cloison recto-vaginale et l'on fixe par des sutures le bout supérieur du côlon pelvien dans cette fente.

4e Temps. — Ou bien, on fait une suture de la paroi abdominale à trois étages, afin d'obtenir une réunion par première intention ; on place ensuite une mèche de gaze à travers la plaie vaginale. Cette mèche est laissée deux ou trois jours ;

Ou bien on place un drainage à la Mikulicz dans le petit bassin.

c) *Iléo-rectostomie*. — Vassilieff, après des expériences faites sur le cadavre, a décrit un procédé particulier, pour anastomoser la portion terminale de l'ilion avec le rectum.

L'opération de Vassilief peut être pratiquée soit par la voie intra-péritonéale, soit par la voie extra-péritonéale. Nous décrirons, tout d'abord, l'iléo-rectostomie intra-péritonéale. Le sujet est placé dans la position inclinée de Trendelenburg.

1er Temps. — *Laparatomie médiane*. — On fait une incision de 8 à 10 centimètres sur la ligne médiane, jusqu'au péritoine inclusivement.

2e Temps. — La cavité abdominale étant ouverte, on va à la recherche du cæcum. Dès qu'on a trouvé l'intestin grêle, on passe un fil dans le mésentère à une certaine distance de la valvule iléo-cæcale, et l'on saisit les deux chefs avec une pince.

On va ensuite à la recherche du rectum ; on rapproche enfin l'anse grêle, marquée par un fil, de l'extrémité supérieure du rectum qui est mobile.

3ᵉ Temps. — *Fixation de contact et communication.*
— On pratique des incisions sur la partie terminale de
l'iléon et sur le rectum, et l'on fait une suture simple
avec des plaques de Senn ou un bouton de Murphy ; ou
bien on a recours au procédé de la pince, qui est
rapide et souvent seul pratique. On badigeonne les
anses et les mésentères avec du chlorure de zinc.

4ᵉ Temps — *Fermeture de l'abdomen ou drainage à
la Mikulicz.* — On fait une suture à trois étages de la
paroi abdominale (péritoine, aponévrose, peau) ; ou
bien on place un drainage à la Mikulicz.

III. Voie périnéale.

Nous commencerons par décrire l'iléo-rectostomie
extra-péritonéale de Vassilieff, qui nécessite l'emploi de
la voie abdominale et de la voie périnéale.

a) *Iléo-rectostomie extra-péritonéale.* — Cette opération doit être exécutée en deux temps.

1ᵉʳ Temps. — On pratique la laparatomie médiane
dans la position inclinée. On va à la recherche de la
dernière anse de l'iléon ; on amène cette anse dans le
cul-de-sac antérieur, et au point de contact ou un peu
plus loin du cæcum, on place deux fils de soie écartés
de 3 ou 4 centimètres à travers le mésentère. On fixe
les chefs par une pince à pédicule courbe ; on ferme
ensuite la paroi abdominale et on applique un panse-
ment provisoire.

2ᵉ Temps. — La malade est placée dans la position dorso-sacrée de la taille.

Après avoir introduit une pince à iléo-rectostomie dans le rectum :

1° On pratique une incision périnéale, prérectale, verticale postérieure droite ou en demi U renversé ;

2° On découvre le rectum et on ouvre le péritoine ;

3° On enlève la pince abdominale et on amène l'iléon vers la plaie périnéale par traction sur les fils.

4° On fixe l'anse au rectum par le procédé de la pince, et à la peau au moyen de fils mésentériques, après avoir touché avec la solution de chlorure de zinc ;

5° On réunit la plaie périnéale ou bien on bourre avec de la gaze iodoformée.

b) *Colpotomie verticale postérieure ou dédoublement de la cloison recto-vaginale.*

On peut aussi atteindre l'intestin au moyen d'une large colpotomie verticale postérieure ou au moyen du dédoublement de la cloison recto-vaginale, comme dans le procédé employé par Segond pour la cure radicale des fistules recto-vaginales élevées.

c) *Abaissement de l'S illiaque et sa fixation au périnée : exclusion colique* (Manuel opératoire suivi par M. le Dʳ X. Delore).

OBSERVATION V[1]

(Recueillie dans le service de M. le professeur Poncet
par M. X. Delore.)

Il s'agissait d'une jeune fille de dix-neuf ans, syphilitique à la période secondaire, opérée, six mois auparavant, d'une collection salpingienne, ayant entraîné la production de nombreux exsudats péritonéaux dans le Douglas (douglassite du professeur Laroyenne).

Six jours après l'incision de la collection par le cul-de-sac postérieur, les matières fécales avaient apparu dans l'orifice. Divers traitements furent essayés pendant un laps de six mois : cautérisations, curettage, avivement et suture. Tout fut inutile.

Sous anesthésie, nous avions constaté que l'anus vaginal était situé sur le côlon pelvien, au point approximativement que nous représentons par un X sur la figure 1.

Le doigt, par le toucher rectal, ne pouvait, en effet, atteindre l'orifice de communication, alors cependant que les lavements étaient rendus par le vagin et que les matières avaient l'apparence des fèces du gros intestin.

L'examen, aussi approfondi que possible, démontrait qu'il existait un éperon très accentué, un vérita-

---

[1] Delore, *Revue de gynécologie et de chirurgie abdominale*, mars 1900.

ble rétrécissement entre le bout supérieur et le bout inférieur du côlon.

Dans le rectum, quelques matières restaient accumulées, recouvertes de glaires, concrétées, avec la consistance de véritables pierres; leur extraction n'était possible qu'au moyen des doigts.

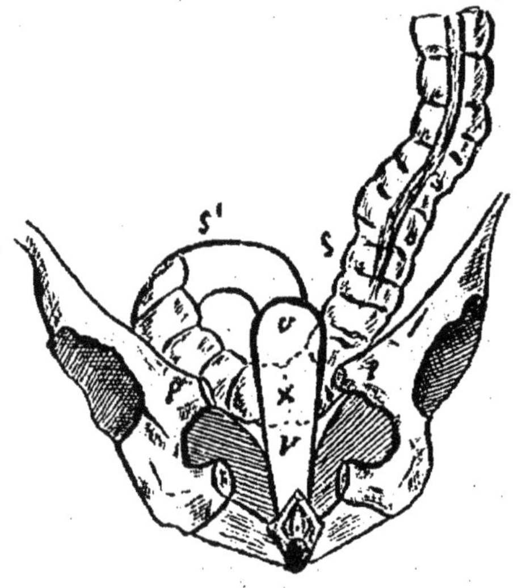

Fig. 1. — Côlon pelvien croisant le cul-de-sac postérieur du vagin.

U. utérus; V. vagin; P. pubis; Ve. Vessie; Ur. l'rètre; Sp. sphincter anal; O. orifice colo-vaginal; S. bout supérieur de l'S iliaque; S' bout inférieur de l'S iliaque; R. rectum (lettres applicables à toutes les figures).

Le vagin était long (12 centimètres), peu dilatable; cette femme n'avait pas eu d'enfants. Une tentative de suture par les voies naturelles restait impraticable.

Nous avions pensé à exécuter la suture de l'orifice intestinal, après un dédoublement de la cloison recto-vaginale. Cette technique paraissait bien aléatoire, car, en dehors de la difficulté opératoire qui serait résultée de la grande profondeur, on ne pouvait ainsi supprimer d'une façon certaine cet éperon et ce rétrécissement dont nous avons parlé ; ils constituaient une cause sérieuse d'échec pour une suture.

La malade, désolée de cette infirmité, réclamait avec nsistance une guérison.

Nous pratiquâmes tout d'abord une laparatomie sous-ombilicale, en position de Trendelenburg, autant pour assurer un diagnostic exact des lésions que pour tenter par cette voie une cure radicale. La trompe gauche fut enlevée après section et ligature de ses adhérences à l'S iliaque.

Les manœuvres démontrèrent alors rapidement le danger certain, l'inefficacité probable d'une suture après décollement de l'anus colo-vaginal.

L'utérus était, en effet, immobilisé dans le cavum rétro-utérin par des brides péritonéales vasculaires, la rétraction des ligaments larges. L'abord du cul-de-sac de Douglas en était singulièrement gêné. Ajoutons que le côlon pelvien avait contracté des adhérences avec les

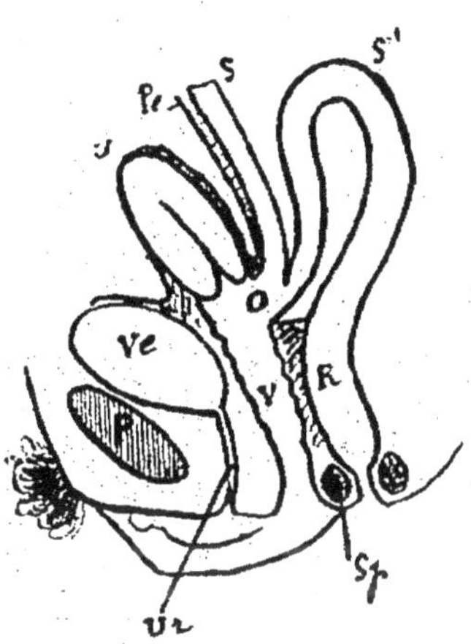

Fig. 2. — Coupe schématique antéro-postérieure. Disposition de l'anus colo-vaginal. Le bout inférieur S' du côlon est représenté en arrière et relevé, alors qu'il se présentait en réalité suivant plusieurs plans.

organes voisins, et qu'il était encore collé contre la courbure sacrée par une véritable rétraction de son méso, que le bassin très profond avait des diamètres réduits.

Ces constatations nous parurent telles, que nous abandonnâmes toute tentative de mobilisation et de décollement abdominaux. Un drainage à la Mikulicz fut placé dans le petit bassin ; il devait rendre les plus grands services dans la suite, pour éviter l'infection de la séreuse après les manœuvres par voie périnéale.

Nous tentâmes, séance tenante, l'opération par voie périnéale, une fois la plaie de la laparatomie réunie partiellement.

Cette opération que l'on peut suivre sur les figures 3, 4, 5, consista :

1° Dans un dédoublement de la cloison recto-vaginale.

Pour cela, une incision curviligne à convexité antérieure fut pratiquée à l'union de la peau et de la muqueuse anale, sur les deux tiers antérieurs de l'orifice anal. Grâce à une dilatation forcée du sphincter anal, qui produisit même probablement une véritable déchirure musculaire, le muscle récliné en avant vers la cloison put être respecté, les manœuvres restèrent intra-sphinctériennes (voy. fig. 3).

Le dédoublement conduisit au cul-de-sac de Douglas. Mais avant de pénétrer dans la cavité péritonéale, nous rencontrons l'anse abouchée dans le vagin (voy. fig. 2). Elle est, à proprement parler, située entre le vagin dédoublé en avant, le rectum refoulé en arrière dans la concavité sacrée. L'orifice de communication colo-vaginal est enfin sectionné au ciseau, la cavité péritonéale est ouverte. Cette section n'offre aucun danger, tel que blessure d'une anse intestinale, puisque la laparatomie et le Mikuliez nous mettent complètement à l'abri d'un pareil accident.

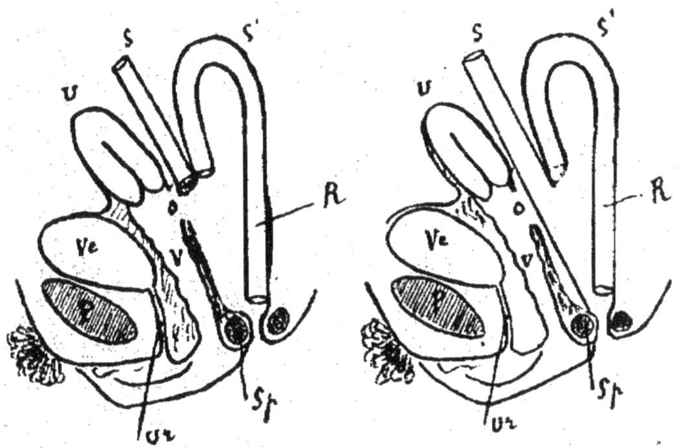

Fig. 3. — Après dédoublement intrasphinctérien de la cloison recto-vaginale, on a sectionné l'abouchement colo-vaginal. Le Douglas est ouvert, le rectum refoulé en arrière. On voit trois orifices : le vaginal, celui du bout supérieur et celui du bout inférieur du côlon.

Fig. 4. — Abaissement de la paroi antérieure du bout supérieur de l'S iliaque, qu'on fixe au périnée en dedans du sphincter. La paroi postérieure, retenue par le méso est peu abaissée.

2° Dans un second temps, le bout supérieur du côlon pelvien est saisi avec une longue pince à utérus. Il est alors mobilisé aussi loin que possible par le détachement des adhérences péritonéales qui relient sa face antérieure à l'utérus et aux moignons tubaires.

Nous pouvons ainsi abaisser facilement cette portion intestinale jusqu'au périnée. Quatre points de suture

métallique fixent la paroi antérieure à la peau du périnée et maintiennent cette nouvelle situation. La traction des fils est insuffisante pour constituer une menace
d'échec de cette suture (voy. fig. 4).

Une mèche de gaz est introduite dans le Douglas par

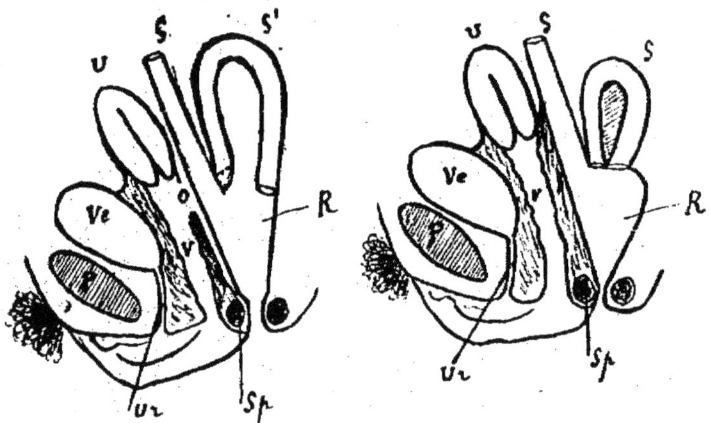

Fig. 5. — La paroi antérieure du
rectum est réséquée jusqu'à la limite
supérieure du décollement. S' représente la portion du côlon pelvien,
exclue de la circulation intestinale;
elle est ouverte à ses deux bouts dans
le nouveau rectum.

Fig. 6. — Disposition schématique
quatre mois après l'opération; oblitération de l'orifice vaginal. Accolement
en canon de fusil des orifices de la
portion exclue et rétraction du méso.

l'orifice vaginal O qui résulte de la section de l'anus
colo-vaginal.

Elle vient au contact du Mikulicz abdominal, introduit dans le Douglas.

3° L'opération fut terminée par une résection de 6 à
8 centimètres de la paroi antérieure du rectum, à
partir de son extrémité inférieure (voy. fig. 5).

L'extrémité inférieure du gros intestin est donc formée en avant par la paroi antérieure du rectum.

A 5 ou 6 centimètres au-dessus de l'orifice anal, existe un éperon tendu comme un voile transversal, entre le rectum et le côlon. Constitué par le méso-côlon tendu, on retrouve à son sommet un orifice qui représente l'orifice inférieur de l'anus colo-vaginal.

En arrière de cet éperon, on retrouve un second orifice qui représente l'orifice de communication recto-colique. Entre ces deux orifices persiste une partie du côlon, ouverte à ses deux bouts dans l'extrémité inférieure du tube digestif, et qui est véritablement exclue du cours des matières.

L'opération, en définitive, aboutit à une occlusion intestinale par voie périnéale.

Grâce au double drainage abdominal et vaginal, les suites de cette intervention furent simples. La malade, opérée le 4 septembre 1899, se levait vingt jours après.

Nous avons eu l'occasion de revoir notre opérée dans les premiers jours de janvier 1900. La fistule est oblitérée ; la continence des matières est à peu près parfaite, probablement à cause de la conservation du sphincter.

La malade est très satisfaite du résultat, qui s'est amélioré progressivement depuis sa sortie de l'hôpital. L'occlusion intestinale ne paraît la gêner d'aucune façon.

Le toucher rectal démontre qu'actuellement les deux orifices de la portion exclue sont accolés l'un à l'autre par suite de la rétraction cicatricielle des tissus intermédiaires. Il semblerait même que le côlon exclu présente une tendance à l'atrophie (voy. fig. 6). Quoi qu'il en soit il n'est le siège d'aucune inflammation ou rétention.

Nous avons revu la malade le 3 mars 1900. Les fonctions rectales s'accomplissent comme à l'état normal.

IV. Voies sacrée et ischio-rectale.

a) *Voie sacrée*. — On peut employer la voie sacrée. que Terrier a suivie pour une fistule recto-vaginale très élevée.

Lorsqu'on est arrivé sur l'anse fistuleuse adhérente, on la détache, la suture ou la résèque ; ensuite on excise. on suture, ou bien on cautérise et draine l'orifice vaginal.

b) *Voie ischio-rectale*. — Le chirurgien peut suivre, dans certains cas, la voie ischio-rectale que Michaux a employée pour une fistule vésico-vaginale haute et difficilement accessible.

La malade est placée dans la position de Sims, c'est-à-dire dans le décubitus latéral, en semi-pronation.

1er TEMPS. — On fait une incision périnéale de 10 centimètres, parallèlement au sillon interfessier et à un gros travers de doigt au-dessus de ce sillon.

2e TEMPS. — On traverse la fosse ischio-rectale et on arrive sur la partie supérieure du vagin, que l'on ouvre en son milieu, dans une étendue de 4 ou 5 centimètres, les lèvres de la boutonnière étant maintenues écartées par de longues pinces à forcipressure.

3ᵉ TEMPS. — On décolle le côlon pelvien d'avec le cul-de-sac postérieur, on avive largement l'intestin et on suture.

4ᵉ TEMPS. — *Suture du vagin*. — On referme l'incision vaginale par une suture en surjet au fil de soie. On place un tampon iodoformé dans le vagin et une petite mèche de gaze dans la fosse ischio-rectale.

5ᵉ TEMPS. — *Suture de la fosse ischio-rectale et du périnée*. — On referme l'incision cutanée dans presque toute son étendue par des points superficiels et profonds au crin de Florence.

CHAPITRE III

AVANTAGES ET INCONVÉNIENTS DE CHAQUE PROCÉDÉ

Nous avons décrit, dans le chapitre précédent, les différntes procédés opératoires employés dans les cas où le chirurgien est obligé de recourir à une intervention chirurgicale, pour améliorer des fistules colo-vaginales rebelles aux autres méthodes thérapeutiques.

Leur diversité seule nous montre qu'ils ne peuvent répondre, chacun en particulier, aux différentes indications, créées par les conditions anatomiques dans lesquelles se présentent certaines fistules.

En effet, chaque procédé possède des avantages et des inconvénients qu'il n'est pas négligeable de connaître ; ce sont ces avantages et ces inconvénients que nous allons montrer et étudier.

Dans notre revue des diverses méthodes thérapeutiques employées pour la cure des fistules colo-vaginales rebelles, nous avons divisé les différentes voies suivies par les chirurgiens en quatre grandes classes : 1° voies naturelles, 2° voie abdominale, 3° voie périnéale, 4° voies sacrée et ischio-rectale.

Parmi ces diverses voies, les deux premières jouissent surtout de la faveur des chirurgiens, et l'on considère, en général, les deux dernières comme des voies d'exception.

Nous allons tout d'abord étudier les avantages et les inconvénients de la voie vaginale et de la voie abdominale; nous montrerons ensuite les avantages et les inconvénients de chaque procédé.

Depuis longtemps, les chirurgiens sont divisés en deux camps au sujet de la manière d'intervenir dans les opérations sur les organes du petit bassin.

Les laparatomistes, confiant dans la grande sécurité que donnent les méthodes antiseptiques, préfèrent opérer à ciel ouvert; ils peuvent mieux explorer les lésions, atteindre les organes, libérer les adhérences, appliquer la thérapeutique la plus efficace.

Les colpotomistes redoutent l'infection péritonéale, les délabrements, les blessures de l'intestin, de la vessie, au point de vue esthétique, les cicatrices de laparatomie. On voit aussi quelquefois des éventrations post-opératoires, et le malade est alors porteur d'une infirmité difficilement curable.

Les champions de l'une et l'autre méthode invoquent des arguments qui ne sont pas sans valeur; on trouve des succès et des insuccès dans les deux cas. Cependant la laparatomie doit entrer pour une grande part dans l'abord des fistules colo-vaginales rebelles; elle donne un large champ opératoire, elle permet d'explorer les lésions. de reconnaître exactement la forme, l'étendue, la nature du mal, et de lui appliquer la thérapeutique la plus efficace.

En somme, chaque procédé correspond à des indications particulières; on ne doit pas. de parti pris, exclure l'une ou l'autre méthode. La voie vaginale sera l'intervention de choix, lorsqu'on se trouvera en présence d'une petite fistule, peu élevée, avec un vagin court, large, dilatable, sans éperon ni coudure de l'intestin, sans oblitération du bout inférieur, sans adhérences ; on préférera la laparatomie, lorsqu'on aura affaire à une fistule intéressant une grande partie de l'intestin, avec un éperon fort accentué, une coudure de l'intestin, une oblitération du bout inférieur, ou des adhérences très prononcées avec le cul-de-sac vaginal et les organes voisins.

Examinons maintenant chaque procédé en particulier.

I. Voies naturelles.

a) *Cautérisation.* — La cautérisation est le procédé le plus simple et le moins dangereux. Elle ne présente aucun inconvénient, mais elle est souvent incapable de produire l'oblitération de la fistule.

Elle n'est applicable que dans les cas où le trajet est étroit, où la fistule ne laisse passer qu'une petite quantité de matières, où il n'y a pas d'éperon ; toutefois la cautérisation est une intervention innocente que l'on peut toujours essayer, au début, dans la cure des fistules colo-vaginales rebelles.

b) *Avivement direct et suture.* — Cette méthode, aussi innocente que la précédente, s'applique aux mêmes cas, lorsqu'il n'y a pas d'éperon, et c'est à elle que l'on doit avoir recours en cas d'insuccès par la cautérisation.

C'est une intervention, facile à exécuter, donnant souvent de bons résultats, mais ne pouvant répondre qu'à un nombre très restreint de cas.

c) *Autoplastie.* — On a essayé tous les procédés autoplastiques recommandés pour la cure des fistules recto-vaginales, mais les résultats ne sont pas meilleurs. Aussi la plupart des chirurgiens ont abandonné cette méthode, donnant parfois de bons résultats, mais nécessitant souvent une nouvelle intervention.

d) *Section de l'éperon, avivement large et suture.* — Ce procédé opératoire, autrefois très employé, est aujourd'hui un peu délaissé. La plupart des chirurgiens le trouvent non seulement insuffisant, mais encore dangereux.

L'application de l'entérotome de Dupuytren est très douloureuse ; elle est souvent une cause d'infection : enfin dans un grand nombre de cas la section de l'éperon ne suffit pas (adhérences, rétrécissement, oblitération du bout inférieur).

Ce moyen technique n'est plus employé actuellement que comme procédé d'exception.

e) *Création d'une voie de dérivation des matières vers le rectum* (entéro-anastomose iléo-rectale). — On peut adresser aux divers procédés, employés par Cosamayor, Verneuil, Chaput, les mêmes reproches qu'à l'entérotomie de Dupuytren. Ils présentent les mêmes inconvénients : ils exposent aux infections, ils

sont souvent insuffisants. On ne doit y avoir recours
que dans des cas exceptionnels, spéciaux.

f) *Entérorraphie latérale*. — Cette opération pourrait donner de bons résultats dans certains cas déterminés (petite fistule, intéressant la partie latérale de
l'intestin, avec un vagin court, large, dilatable), mais
elle est très difficile à pratiquer par la voie vaginale,
souvent impossible.

h) *Colpocléisis*. — La colpocléisis, avec fente recto-
vaginale est une opération de nécessité, réservée aux
cas désespérés, où toutes les tentatives auront été infructueuses ou seront absolument impossibles.

Cette méthode n'est pas, en effet, sans inconvénients;
indépendamment de l'obstacle apporté à la fécondation
et même aux relations conjugales, qui ne sont possibles que dans les cas où l'oblitération a pu être faite
très haute, il faut craindre les infections ascendantes
de l'appareil urinaire et de l'appareil génital.

II. Voie abdominale.

a) *Laparatomie et entérorraphie*. — La laparatomie
suivie d'une entérorraphie latérale ou circulaire est
aujourd'hui la méthode de choix.

Depuis la découverte des méthodes antiseptiques, on
peut aborder, sans trop de risques, le péritoine, surtout « le péritoine du petit bassin, qui, de l'avis et de
l'expérience de tous, présente une tolérance particulière et une résistance aux inoculations infiniment su-

périeure à celle du péritoine abdominal proprement dit, et surtout du péritoine sus-ombilical [1] ». On peut enfin prévenir les gros accidents par le drainage avec un tube, par le tamponnement à la Mickulicz.

A côté de ces inconvénients, que l'on peut éviter, cette méthode présente de grands avantages.

L'emploi du plan incliné est d'un grand secours pour les opérations du petit bassin, car il permet de mieux protéger les anses intestinales.

La voie abdominale permet d'avoir un champ opératoire plus large, d'arriver directement sur l'anse fistuleuse, de libérer les adhérences, de suturer plus facilement l'intestin et le cul-de-sac vaginal.

La laparatomie est la méthode qui peut répondre au plus grand nombre d'indications. On peut, en effet, après avoir ouvert la cavité abdominale sur la ligne médiane, détacher le côlon pelvien d'avec le cul de-sac vaginal, pratiquer une entérorraphie latérale avec des points séro-séreux, d'après le procédé de Czerny, ou appliquer un bouton de Murphy, après un large avivement des deux bouts de l'anse fistuleuse. Ce procédé opératoire donne d'excellents résultats, et ne présente pas de grands inconvénients.

b) *Entéro-anastomose ou entérectomie.* — Dans certains cas, le chirurgien ne peut rétablir, par l'entérorraphie latérale ou l'entérorraphie circulaire simple, le cours normal des matières et oblitérer la fistule. Il faut alors s'adresser à l'entéro-anastomose ou à l'entérectomie.

[1] Bouilly, Congrès de Genève, 1896.

L'opérateur peut, ou bien faire, au-dessus de la fistule qu'il respecte, une entéro-anastomose simple ou avec exclusion de l'anse fistuleuse, ou bien détacher l'intestin adhérent, réséquer la partie malade, faire une entérorraphie circulaire, et traiter l'orifice vaginal par la suture ou le drainage.

Le chirurgien n'est plus désarmé en face d'un éperon accentué, d'une coudure de l'intestin au niveau de l'orifice, d'un rétrécissement du bout inférieur, en présence d'un vagin long, étroit, rigide ; il peut, grâce à ces méthodes thérapeutiques, ou éviter ou détruire ces obstacles.

c) *Abouchement du bout supérieur du rectum.* — Ce procédé pourrait rendre de grands services, surtout dans les cas où les adhérences du côlon sont telles que le chirurgien ne peut arriver à poursuivre un décollement minutieux dans le fond du Douglas. Il présente malheureusement de grands inconvénients.

Ce moyen technique est une opération longue et compliquée ; enfin il se produit presque toujours une coudure, un rétrécissement au niveau de l'abouchement de l'intestin au rectum, à travers la boutonnière recto-vaginale ; il en résulte une stagnation des matières fécales au-dessus, amenant une dilatation du bout supérieur, et donnant lieu à tous les troubles produits par la diminution du calibre de l'intestin.

A cause de ces dangers, il a été abandonné par la plupart des chirurgiens.

d) *Iléo-rectostomie intra-péritonéale.* — On ne

peut pas encore apprécier, au point de vue du résultat, l'iléo-rectostomie intra-péritonéale (cette opération n'ayant été pratiquée par Vassilieff que sur le cadavre); cependant, elle paraît convenir dans les cas de vieilles suppurations pelviennes, de nombreuses adhérences du côlon avec les organes voisins.

On peut déjà lui reprocher de créer un anus sans éperon, et une disposition des deux mésentères qui pourrait devenir la cause de l'étranglement ultérieur d'une anse intestinale ; toutefois, malgré cet inconvé nient, cette méthode pourrait, dans certains cas, rendre service.

III. — Voie périnéale.

La voie périnéale est une voie d'exception ; on ne doit y recourir qu'en cas d'insuccès par la voie vaginale et la voie abdominale.

a) *Iléo-rectostomie extra-péritonéale.* — Cette méthode, employant à la fois la voie périnéale et la voie abdominale, doit être préférée à la précédente. Elle crée un anus à éperon, sans aucune disposition nou- velle pouvant faire craindre un accident ultérieur.

On ne connaît pas encore les résultats qu'elle peut donner, n'ayant été exécutée que sur le cadavre ; mais elle paraît capable de rendre de réels services dans les cas : de bassin étroit avec un utérus immobilisé par d'anciennes annexites, de nombreuses adhérences du côlon pelvien avec les organes voisins.

On a reproché à l'opération de Vassilieff[1] de supprimer le gros intestin tout entier, une partie du rectum, et 5o ou 6o centimètres de l'intestin grêle ; mais les physiologistes nous disent que « vers le milieu du gros intestin toute digestion et toute absorption sont terminées ; le contenu n'est plus formé que par des matières qui doivent être rejetées, par les fèces, en un mot[2] » ; enfin les faits cliniques (opérations de Cosamayor, Verneuil et Chaput) nous montrent que la suppression du gros intestin n'a pas de conséquences fâcheuses.

On ne peut donc adresser ce reproche à une méthode opératoire qui, dans les cas désespérés où toutes les interventions chirurgicales ont échoué, pourrait être d'un grand secours au chirurgien.

b) *Colpotomie verticale postérieure ou dédoublement de la cloison recto-vaginale.*

Ces procédés ont donné de bons résultats entre les mains d'opérateurs expérimentés, dans les cas où la fistule est haute, le vagin long, étroit, rigide.

Cependant, la plupart des chirurgiens leur préfèrent la voie abdominale et recommandent de n'y avoir recours que comme moyens d'exception.

c) *Abaissement de l'S iliaque et sa fixation au périnée : exclusion colique.*

Cette méthode est un procédé d'exception que M. le Dr X. Delore a employé dans le service de M. le profes-

---

[1] Vassilieff, thèse de Paris, 1895.
[2] Kuss et Duval, Beaunis et Bouchard.

seur Poncet, au sujet d'une malade dont nous publions l'observation au chapitre précédent.

Après avoir essayé tous les traitements pendant un laps de six mois (cautérisation, curettage, avivement et suture), M. le Dr X. Delore pratique une laparatomie sous-ombilicale en position inclinée de Trendelenburg.

Il constate que l'utérus est immobilisé par des brides péritonéales vasculaires, la rétraction des ligaments larges, que le côlon pelvien a contracté des adhérences avec les organes voisins.

Abandonnant, en face de tous ces obstacles, toute tentative de mobilisation et de décollement abdominaux, il place un drainage à la Mickulicz dans le petit bassin et tente immédiatement, par la voie périnéale, l'opération que nous avons décrite au chapitre II sous le nom de procédé de M. Delore.

La malade, revue six mois après cette intervention, était complètement guérie.

Ce procédé opératoire a donné un excellent résultat ; on pourra y avoir recours lorsque les interventions auront été infructueuses ou absolument impossibles par la voie vaginale et la voie abdominale.

IV. — Voies sacrée et ischio-rectale.

Comme la voie périnéale, les voies sacrée et ischio-rectale sont des voies d'exception. Le chirurgien ne doit les employer qu'après avoir épuisé tous les autres procédés.

Ces méthodes présentent, en effet, de grands inconvénients.

L'opérateur est obligé d'avoir recours à des manœuvres longues, compliquées, nécessitant une certaine habileté chirurgicale, de déterminer de grands délabrements, d'exposer de grandes cavités à l'infection.

Ces moyens techniques ne sont donc pas sans danger et le chirurgien ne doit les employer que comme procédés d'exception.

CHAPITRE IV

INDICATIONS

Nous venons de voir les avantages et les inconvénients de chaque méthode ; il nous faut maintenant savoir à quel procédé nous devons avoir recours dans tel ou tel cas particulier, connaître les diverses indications, pour pouvoir employer la méthode thérapeutique la plus efficace et souvent la seule possible.

Certaines fistules, siégeant sur l'S iliaque et faisant communiquer le côlon pelvien avec le cul-de-sac vaginal, étant particulièrement rebelles aux méthodes thérapeutiques pour plusieurs motifs que nous avons exposés dans le chapitre I, présentent de nombreuses indications au point de vue de l'intervention chirurgicale.

Nous pouvons, avec Pozzi, Jeannel, Michaux, donner les indications suivantes :

a) Si la fistule a pour origine une suppuration pelvienne en voie d'évolution, on devra tout d'abord s'adresser à cette suppuration, et le plus souvent on aura une guérison spontanée.

Il ne faudra pas trop se hâter ; on ne devra recourir à une intervention secondaire qu'après un laps de six à huit mois.

b) Si l'orifice est étroit, s'il s'agit d'une petite fistule, n'intéressant qu'une portion latérale de l'intestin et ne laissant passer que très peu de matières fécales, s'il n'y a pas d'éperon, on pratiquera la cautérisation au chlorure de zinc ou au thermo-cautère.

En cas d'insuccès, on pourra avoir recours à l'avivement direct et à la suture, ou à l'autoplastie vaginale.

c) Si la fistule est large, si elle laisse passer la totalité des matières fécales, s'il y a un éperon, s'il y a une oblitération ou un rétrécissement prononcé du bout inférieur, on aura recours à la laparatomie, suivie d'une entérorraphie, d'une entéro-anastomose simple ou avec exclusion d'une portion plus ou moins étendue du côlon pelvien, d'une entérectomie.

d) Si la fistule n'est pas très haute, si le vagin est court, large, dilatable, on pourra employer la voie vaginale.

e) Si la fistule est difficile à atteindre, si le vagin est long, étroit, rigide, on préférera la laparatomie.

f) S'il existe un éperon fort accentué, une couture de l'intestin au niveau de l'orifice, si le conduit génital est long, étroit, rigide, si le bout inférieur est complètement oblitéré, s'il y a de nombreuses adhérences du côlon pelvien avec les organes voisins, si l'utérus est immobilisé par de vieilles suppurations pelviennes, si on ne peut poursuivre un décollement minutieux dans le fond du Douglas, on aura recours à la voie périnéale ou aux voies sacrée et ischio-rectale.

g) On pourra employer, soit la voie périnéale : l'iléo-rectostomie extra-péritonéale de Vassilieff, la colpotomie verticale postérieure ou le dédoublement de la cloison recto-vaginale, l'abaissement de l'iliaque et sa fixation au périnée, avec exclusion colique, d'après le procédé de X. Delore ;

Soit la voie sacrée, d'après le procédé de Terrier, ou la voie ischio-rectale, d'après le procédé de Chaput.

Tous ces moyens techniques ne sont que des procédés d'exception.

h) Dans les cas desespérés, où toutes les interventions chirurgicales auront échoué ou seront absolument impossibles, on pourra tenter la colpocléisis de Simon.

CONCLUSIONS

L'étude des conditions anatomiques dans lesquelles
se présentent quelques fistules colo-vaginales, l'énumé-
ration et l'analyse des divers procédés opératoires, les
cinq observations que nous avons publiées et com-
mentées, nous permettent de dire :

I. Certaines fistules faisant communiquer le côlon
pelvien avec le cul-de-sac postérieur du vagin, sont
particulièrement rebelles aux méthodes thérapeutiques
généralement employées (expectation, asepsie), et cela
pour plusieurs motifs.

II. Les interventions chirurgicales créées pour la
cure de ces fistules sont nombreuses.

III. Ces divers procédés opératoires présentent chacun des avantages et des inconvénients.

IV. Les différents motifs pour lesquels quelques
fistules colo-vaginales sont particulièrement rebelles
aux méthodes thérapeutiques, sont :

— 52 —

1° La présence d'un éperon fort accentué, d'une coudure de l'intestin au niveau de l'orifice.

2° La hauteur de la perforation, l'étroitesse ou la rigidité du canal génital.

3° Le rétrécissement du bout inférieur de l'intestin.

4° Les lésions de voisinage (salpingite, adhérences).

V. Au point de vue de l'intervention, la voie abdominale est la méthode de choix.

VI. La cure chirurgicale de ces fistules, présente de nombreuses indications :

a) Si la fistule existe avec une suppuration pelvienne en voie d'évolution, on doit tout d'abord s'adresser à cette suppuration, et l'on aura souvent une guérison spontanée.

On ne doit recourir à une intervention secondaire qu'après un laps de six à huit mois.

b) S'il s'agit d'une petite fistule, sans éperon, on pratiquera la cautérisation. En cas d'insuccès, on aura recours à l'avivement direct et à la suture, ou à l'autoplastie vaginale.

c) Si la fistule est large, s'il y a un éperon, s'il y a une oblitération ou un rétrécissement du bout inférieur, la laparatomie sera la méthode de choix. Elle sera suivie d'une entérorraphie, d'une entéro-anastomose simple ou avec exclusion d'une portion plus ou moins étendue du côlon pelvien, d'une entérectomie.

d) Dans certains cas, la voie périnéale (iléo-rectostomie de Vassilieff, dédoublement de la cloison rectovaginale, abaissement de l'S iliaque au rectum, avec exclusion colique), la voie sacrée (procédé de Terrier), la voie ischio-rectale (procédé de Chaput), peuvent rendre service. Tous ces moyens techniques ne sont que des procédés d'exception.

BIBLIOGRAPHIE

Bidder, Ueber die Enstehung und Heilung eines Anus praeter-
    naturalis colo-utero-vaginalis. (Arch. f. klin. Chir. 1885, t.
    XXXII, p. 606.

Bouilly, Congrès de Genève. 1896.

Breisky. Die Kransh, der Vagina. Sttutgart, 1886.

Condamin et Voron, Archives provinciales de chirurgie, juin 1900.

Cosamayor, Journal hebd. de méd. de Paris, t. IV, p. 170.

Chaput, Traité de chirurgie, t. VIII.

X. Delore, Revue de gynécologie et de chirurgie abdominale,
    mars 1900.

Doyen, Revue de gynécologie et de chirurgie abdominale, 1899.
    Congrès d'Amsterdam.

Jeannel, Chirurgie de l'intestin, 1898-1899.

Laroyenne, Congrès de Genève, 1896.

P. Michaux. Congrès français de chirurgie, 1892.

Nohmet, th. de Bordeaux, 1899.

L. H. Petit, Annales de gynécologie de 1882 et 83.

S. Pozzi, traité de gynécologie.

Randon, th. de Lyon, 1900.

Ratchinsky, Société obstétricale et gynécologique de Saint-
    Pétersbourg, octobre 1892.

Segond, Traité de chirurgie, t. VI. Société de chirurgie, 1893.

Terrier, Société de chirurgie, juillet 1892.

Vassilieff, th. de Paris, 1893. Iléo-rectostomie.

TABLE

Introduction 7

Chapitre premier. — Considérations générales. Etiologie.
Evolution. Conditions anatomiques. 9

Chapitre II. — Procédés opératoires (observations) . . . 13

Chapitre III. — Avantages et inconvénients de chaque procédé. 37

Chapitre IV. — Indications. 48

Conclusions 51

Bibliographie 55

Lyon. — Imp. A. REY, 4, rue Gentil. — 21002.

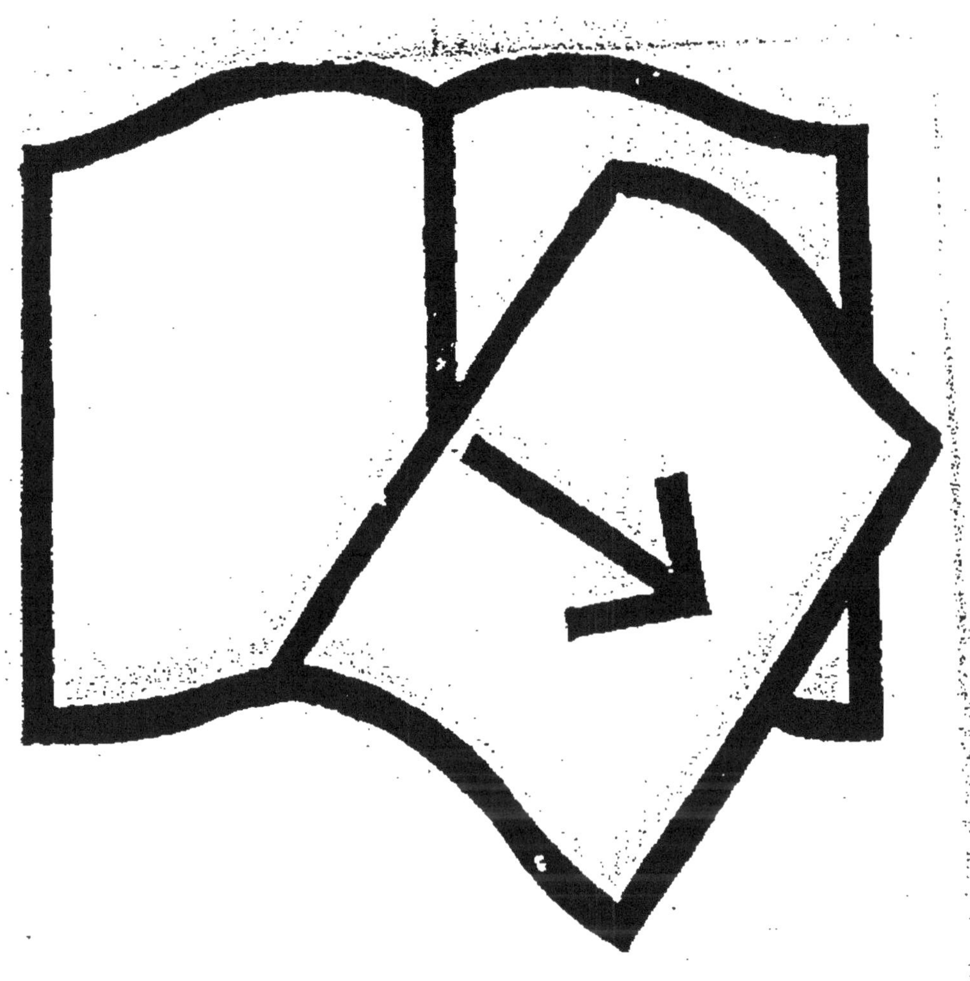

Documents manquants (pages, cahiers...)
NF Z 43-120-13

www.ingramcontent.com/pod-product-compliance
Ingram Content Group UK Ltd.
Pitfield, Milton Keynes, MK11 3LW, UK
UKHW021705130726
13696UKWH00004B/1646